Laurent SIMON

Le handicap, une expérience unique

Laurent SIMON

Le handicap, une expérience unique

Etat du handicap en France

Éditions Vie

Imprint
Any brand names and product names mentioned in this book are subject to trademark, brand or patent protection and are trademarks or registered trademarks of their respective holders. The use of brand names, product names, common names, trade names, product descriptions etc. even without a particular marking in this work is in no way to be construed to mean that such names may be regarded as unrestricted in respect of trademark and brand protection legislation and could thus be used by anyone.

Cover image: www.ingimage.com

Publisher:
Éditions Vie
is a trademark of
Dodo Books Indian Ocean Ltd. and OmniScriptum S.R.L publishing group

120 High Road, East Finchley, London, N2 9ED, United Kingdom
Str. Armeneasca 28/1, office 1, Chisinau MD-2012, Republic of Moldova, Europe
Printed at: see last page
ISBN: 978-620-2-49517-2

Préface

Le handicap est une expérience complexe et diverse qui touche des millions de personnes dans le monde. Pour certains, le handicap peut être une condition de naissance ou une maladie chronique, tandis que pour d'autres, il peut être le résultat d'un accident ou d'une blessure. Quelle que soit sa cause, le handicap peut avoir un impact profond sur la vie des personnes concernées et de leur entourage.

Cependant, malgré les défis que le handicap peut présenter, il est important de se rappeler que les personnes en situation de handicap ont des compétences, des talents et des contributions à apporter à la société. Les personnes handicapées peuvent être des artistes, des scientifiques, des enseignants, des leaders communautaires et bien plus encore.

Malheureusement, les personnes en situation de handicap sont souvent marginalisées et discriminées dans de nombreux aspects de la vie. Les barrières physiques, sociales et culturelles peuvent empêcher les personnes handicapées de participer pleinement à la vie en société. Les préjugés et les stéréotypes négatifs peuvent également contribuer à une image stigmatisante et fausse du handicap.

Ce livre sur le handicap explore les différents aspects de cette expérience complexe et diversifiée. En abordant les questions liées à l'accessibilité, à l'éducation, à l'emploi, à la santé mentale et physique, ainsi qu'aux droits des personnes handicapées, ce livre offre une perspective holistique sur le handicap.

Cet ouvrage invite les lecteurs à réfléchir à leur propre perception et compréhension du handicap. Nous espérons que ce livre offrira une voix à ceux qui sont souvent marginalisés et aidera à ouvrir les yeux des lecteurs sur les défis et les triomphes des personnes en situation de handicap.

En fin de compte, notre objectif est de contribuer à une société plus inclusive et respectueuse de tous les individus, quels que soient leurs capacités. Nous sommes convaincus que la diversité et l'inclusion sont des forces motrices essentielles pour une société juste et équitable.

Nous espérons que ce livre contribuera à promouvoir une meilleure compréhension et une plus grande sensibilisation au handicap, et que nous pourrons tous travailler ensemble pour construire un monde plus inclusif et respectueux de la diversité humaine.

Bonne lecture !

Laurent SIMON

L'histoire du handicap remonte à l'Antiquité, où les personnes handicapées étaient souvent considérées comme des parias ou des êtres impurs. Dans l'Égypte ancienne, les personnes atteintes de handicaps physiques étaient souvent utilisées comme objets de divertissement ou de spectacle, tandis que les Grecs les considéraient comme des punitions divines pour les péchés commis par les individus ou leur famille.

Au Moyen Âge, les personnes handicapées étaient souvent enfermées dans des asiles ou des institutions religieuses, où elles étaient considérées comme des pécheurs en attente de rédemption. Au cours de la Renaissance, cependant, les attitudes envers les personnes handicapées ont commencé à changer, avec une plus grande reconnaissance de leur humanité et de leur dignité. Les artistes de l'époque ont commencé à représenter des personnages handicapés dans leur art, ce qui a contribué à normaliser leur présence dans la société.

Au XVIIIe et XIXe siècles, l'âge des Lumières a vu l'émergence de mouvements pour améliorer les conditions de vie des personnes handicapées. En Europe, des institutions ont été créées pour offrir des soins et une éducation spécialisée aux personnes atteintes de handicaps mentaux ou physiques. Aux États-Unis, les premières écoles pour les sourds et les aveugles ont été fondées à la fin du XVIIIe siècle.

Au XXe siècle, les avancées dans la médecine et la technologie ont permis de traiter et de réhabiliter de nombreuses personnes handicapées, tandis que les mouvements pour les droits des personnes handicapées ont pris de l'ampleur. En 1948, les Nations Unies ont adopté la Déclaration universelle des droits de l'homme, qui reconnaissait les droits fondamentaux des personnes handicapées. En 1975, les États-Unis ont adopté la Loi sur l'éducation, qui garantissait l'accès à une éducation gratuite et appropriée pour tous les enfants handicapés.

Aujourd'hui, les attitudes envers les personnes handicapées continuent d'évoluer, avec une plus grande prise de conscience de leur potentiel et de leur contribution à la société. Les progrès de la technologie, tels que les prothèses et les aides à la mobilité, permettent aux personnes handicapées de vivre de manière plus indépendante et de participer pleinement à la vie de la communauté. Les mouvements pour les droits des personnes handicapées continuent également de faire pression pour une plus grande inclusion et égalité dans tous les domaines de la vie.

Selon les chiffres de l'Institut national de la statistique et des études économiques (INSEE) en 2021, environ 12 millions de personnes en France sont en situation de handicap, soit environ 18% de la population.

En termes de types de handicap, l'INSEE distingue les catégories suivantes :

- Handicap moteur : environ 2,7 millions de personnes en France
- Handicap visuel : environ 1,7 million de personnes en France
- Handicap auditif : environ 2,4 millions de personnes en France
- Handicap mental ou psychique : environ 3,6 millions de personnes en France
- Handicap cognitif : environ 1,5 million de personnes en France

Quant à la répartition par sexe, les données de l'INSEE montrent que les hommes sont légèrement plus susceptibles d'être en situation de handicap que les femmes. En 2019, environ 52% des personnes en situation de handicap étaient des hommes et

48% étaient des femmes. Cependant, la répartition varie selon le type de handicap. Par exemple, les femmes sont plus susceptibles d'avoir un handicap mental ou psychique que les hommes, tandis que les hommes sont plus susceptibles d'avoir un handicap moteur.

Quelle prise en charge pour ces types de handicap ?

La prise en charge pour les différents types de handicap peut varier selon les besoins et les situations individuelles de chaque personne. Toutefois, voici les types de prise en charge qui peuvent être proposées :

- Handicap moteur : Les personnes avec un handicap moteur peuvent bénéficier d'un accompagnement médical et paramédical, comme des séances de kinésithérapie, d'ergothérapie ou d'orthophonie. Des équipements adaptés, comme des fauteuils roulants, des prothèses ou des aides techniques peuvent également être prescrits. Dans certains cas, des aménagements de l'environnement peuvent être nécessaires, tels que des rampes d'accès ou des ascenseurs.

- Handicap visuel : Les personnes avec un handicap visuel peuvent bénéficier d'une prise en charge médicale, comme des consultations ophtalmologiques ou des chirurgies, selon la cause du handicap. Des aides techniques, comme des loupes, des liseuses électroniques ou des cannes blanches, peuvent également être utiles. L'apprentissage de techniques de déplacement et d'orientation peut être proposé, ainsi que des formations pour l'utilisation d'outils numériques adaptés.

- Handicap auditif : Les personnes avec un handicap auditif peuvent bénéficier d'une prise en charge médicale, comme des consultations ORL, des traitements médicamenteux ou des implants cochléaires. Des aides techniques, comme des appareils auditifs ou des boucles magnétiques, peuvent également être prescrits. L'apprentissage de la langue des signes ou de la lecture labiale peut être proposé, ainsi que des formations pour l'utilisation d'outils numériques adaptés.

- Handicap mental ou psychique : Les personnes avec un handicap mental ou psychique peuvent bénéficier d'un accompagnement médical et paramédical, comme des consultations psychiatriques, des thérapies ou des séances de soutien psychologique. Des aides techniques, comme des logiciels de communication ou des pictogrammes, peuvent également être utilisées. Des structures d'accueil spécialisées, comme des foyers d'hébergement ou des centres d'accueil de jour, peuvent être proposées en fonction des besoins.

- Handicap cognitif : Les personnes avec un handicap cognitif peuvent bénéficier d'un accompagnement médical et paramédical, comme des consultations avec des neuropsychologues ou des orthophonistes. Des aides techniques, comme des agendas ou des tableaux de communication, peuvent également être utilisées. Des structures d'accueil spécialisées, comme des foyers d'hébergement ou des centres d'accueil de jour, peuvent également être proposées.

La France a mis en place différentes politiques et initiatives pour favoriser la mobilité et l'autonomie des personnes handicapées. Voici quelques exemples :

- La loi du 11 février 2005, qui a instauré le principe d'accessibilité généralisée, oblige les établissements recevant du public, les transports et les voiries à être accessibles à tous. Cette loi a également créé la Prestation de compensation du handicap (PCH), qui permet de financer des aides humaines, techniques ou matérielles pour favoriser l'autonomie des personnes en situation de handicap.

- Le Gouvernement a lancé en 2021 un plan intitulé "Mobilité inclusion", qui a pour objectif de favoriser l'accès aux transports en commun pour tous, y compris les personnes en situation de handicap. Ce plan prévoit notamment la mise en place de nouvelles solutions de transport, comme les taxis collectifs, ainsi que la formation des personnels de transport pour mieux accueillir les personnes handicapées.

- Depuis 2018, les personnes en situation de handicap peuvent bénéficier d'un service d'assistance à l'aéroport de Paris-Charles-de-Gaulle, qui permet de faciliter leur parcours dans l'aéroport, de l'enregistrement jusqu'à l'embarquement.

- Des initiatives comme l'application "Jaccede" permettent de recenser et de géolocaliser les lieux accessibles aux personnes en situation de handicap, facilitant ainsi leur mobilité et leur autonomie.

- Des dispositifs d'aide à l'achat de véhicules aménagés, de scooters ou de fauteuils roulants électriques sont également proposés pour favoriser la mobilité des personnes en situation de handicap.

- Des structures d'accueil et d'hébergement adaptées, comme les maisons départementales des personnes handicapées ou les foyers d'hébergement, sont également mises en place pour permettre aux personnes en situation de handicap de vivre de manière autonome.

Ces différentes initiatives témoignent d'une volonté de la France de favoriser la mobilité et l'autonomie des personnes en situation de handicap. Cependant, des améliorations restent à apporter pour assurer une véritable égalité des chances et une accessibilité universelle.

Le texte portant mise en œuvre de la CRDPH vise à promouvoir et protéger les droits des personnes en situation de handicap, en leur garantissant notamment l'égalité des chances et la non-discrimination.

Cependant, la mise en œuvre de la CRDPH en France rencontre de nombreuses difficultés, qui limitent la pleine réalisation des droits des personnes en situation de handicap.

Tout d'abord, la mise en œuvre de la CRDPH est freinée par le manque de coordination entre les différents acteurs concernés. Les compétences en matière de handicap sont en effet réparties entre les différents niveaux de collectivités territoriales (communes, départements, régions), ainsi que l'Etat et les organismes de sécurité sociale. Cette dispersion des compétences complique la coordination et la mise en cohérence des politiques publiques en matière de handicap, ce qui peut conduire à des inégalités territoriales dans l'accès aux droits pour les personnes en situation de handicap.

Ensuite, la mise en œuvre de la CRDPH est également entravée par le manque de moyens financiers alloués à la politique du handicap. Les investissements pour l'accessibilité des bâtiments et des transports en commun, pour l'adaptation des logements, pour l'accompagnement des personnes en situation de handicap, sont souvent jugés insuffisants pour répondre aux besoins des personnes concernées.

De plus, la mise en œuvre de la CRDPH se heurte à des obstacles culturels, tels que les stéréotypes et les préjugés à l'égard des personnes en situation de handicap. Les représentations sociales du handicap peuvent encore être marquées par la condescendance ou la pitié, qui renforcent la stigmatisation et l'exclusion sociale des personnes concernées.

En outre, la mise en œuvre de la CRDPH est confrontée à des difficultés dans l'application de la loi. Malgré la ratification de la convention, certaines dispositions ne sont toujours pas respectées, et la mise en œuvre des politiques publiques peut être insuffisante, notamment en ce qui concerne l'accessibilité des lieux publics et des transports en commun.

Enfin, la mise en œuvre de la CRDPH est freinée par le manque de participation des personnes en situation de handicap à la vie publique et politique. La CRDPH prévoit en effet que les personnes en situation de handicap doivent être consultées et participer activement à la définition et à la mise en œuvre des politiques publiques les concernant. Cependant, leur participation effective reste encore insuffisante, notamment en raison des obstacles à l'accès à l'information, de l'absence de structures de représentation adaptées, et de la sous-représentation des personnes en situation de handicap dans les instances de décision.

En conclusion, la mise en œuvre de la Convention relative aux droits des personnes handicapées en France rencontre de nombreuses difficultés, qui limitent la pleine réalisation des droits des personnes en situation de handicap. Pour surmonter ces obstacles, il est nécessaire de renforcer la coordination entre les différents acteurs, de mobiliser des moyens financiers suffisants, de lutter contre les stéréotypes et les préjugés à l'égard des personnes en situation de handicap, de garantir l'application de la loi, et de favoriser la participation effective des personnes en situation de handicap à la vie publique et politique

La question du handicap est un enjeu majeur de notre société. En France, de nombreuses initiatives ont été mises en place pour favoriser l'inclusion des personnes en situation de handicap, mais il reste encore beaucoup à faire pour atteindre une véritable égalité des chances.

Dans un premier temps, il est important de souligner que les personnes en situation de handicap sont confrontées à de nombreux défis au quotidien. Elles font souvent face à des barrières physiques, sociales et économiques qui limitent leur participation à la vie sociale, culturelle et économique de la société. Les personnes en situation de handicap ont ainsi plus de difficultés à accéder à l'emploi, aux loisirs, à l'éducation et à la formation.

Cependant, malgré ces défis, il existe des perspectives encourageantes pour l'avenir. Tout d'abord, la prise de conscience de la société sur la question du handicap est en constante évolution. Les mentalités évoluent, et de plus en plus de personnes prennent conscience de l'importance de l'inclusion et de l'accessibilité pour les personnes en situation de handicap. Cette prise de conscience se traduit notamment par la mise en place de politiques publiques visant à favoriser l'inclusion, l'accessibilité et l'emploi des personnes en situation de handicap.

De plus, les avancées technologiques offrent de nouvelles perspectives pour améliorer la vie des personnes en situation de handicap. Les progrès en matière de robotique, d'intelligence artificielle et de domotique permettent aujourd'hui de développer des solutions innovantes pour faciliter la vie quotidienne des personnes en situation de handicap. Par exemple, des robots d'assistance peuvent aider les personnes en situation de handicap à se déplacer, tandis que des applications mobiles peuvent faciliter leur accès à l'information et aux services.

Enfin, la société civile joue un rôle de plus en plus important dans la promotion de l'inclusion et de l'accessibilité pour les personnes en situation de handicap. De nombreuses associations militent pour les droits des personnes en situation de handicap et proposent des actions concrètes pour favoriser leur inclusion. De plus en plus d'entreprises s'engagent également dans cette voie en recrutant des personnes en situation de handicap et en favorisant leur inclusion au sein de l'entreprise.

Malgré ces aspects prometteurs, il reste encore beaucoup à faire pour garantir une véritable égalité des chances pour les personnes en situation de handicap en France. Il est notamment nécessaire de renforcer l'accessibilité des bâtiments et des transports en commun, de favoriser l'emploi des personnes en situation de handicap, de promouvoir une éducation inclusive et de lutter contre les discriminations. Les politiques publiques doivent également être renforcées pour répondre aux besoins spécifiques des personnes en situation de handicap, notamment en matière d'aides techniques et d'accompagnement.

En définitive, la question du handicap en France est un enjeu majeur de notre société, mais les perspectives pour l'avenir sont encourageantes. La prise de conscience de la société, les avancées technologiques et l'engagement de la société civile offrent des opportunités pour améliorer la vie des personnes en situation de handicap. Cependant, des actions concrètes doivent être mises en place pour garantir une véritable égalité des chances pour les personnes en situation de handicap.

Le handicap est un sujet important qui mérite une attention particulière dans notre société. Les personnes atteintes de handicaps physiques ou mentaux font souvent face à des défis et des obstacles qui peuvent être difficiles à surmonter, et c'est notre devoir en tant que membres de la communauté de leur offrir le soutien et les ressources dont elles ont besoin.

L'un des principaux défis auxquels les personnes handicapées sont confrontées est la discrimination. Les préjugés et les stéréotypes persistent dans notre société, ce qui peut entraîner une marginalisation des personnes handicapées. Les personnes atteintes de handicaps sont souvent vues comme des personnes incapables, ce qui peut limiter leur accès à l'éducation, à l'emploi et à d'autres opportunités importantes.

Cependant, il est important de se rappeler que les personnes handicapées sont des membres précieux et importants de notre société. Leurs contributions à la communauté peuvent être remarquables, même si elles sont souvent sous-estimées. De nombreuses personnes atteintes de handicaps ont des talents et des capacités uniques qui peuvent être valorisés et mis à profit pour le bien de tous. On peut citer des exemples en France :

1. Philippe Croizon : ancien athlète et nageur français, amputé des quatre membres suite à un accident, il a notamment traversé la Manche à la nage.

2. Marie-Amélie Le Fur : athlète handisport française, amputée d'une jambe, elle a remporté plusieurs médailles paralympiques et est également engagée dans la lutte pour l'inclusion des personnes en situation de handicap.

3. Laurent Savard : comédien et humoriste français atteint du syndrome d'Asperger, il est connu pour ses spectacles sur le thème du handicap et pour son engagement pour la cause.

4. Jean-Christophe Parisot de Bayard : comédien français atteint de paralysie cérébrale, il a joué dans de nombreux films et séries télévisées

   Il est également important de souligner que le handicap ne doit pas être considéré comme une faiblesse. Les personnes handicapées peuvent faire face à des défis, mais elles ont également des forces et des capacités exceptionnelles.

Les personnes atteintes de handicaps peuvent être des leaders, des artistes, des entrepreneurs et des innovateurs. Il est important de reconnaître et de valoriser ces compétences et ces contributions.

Pour aider à surmonter les obstacles auxquels sont confrontées les personnes handicapées, il est important de fournir des ressources et des soutiens appropriés. Cela peut inclure des ajustements raisonnables pour les personnes handicapées sur le lieu de travail ou dans les établissements scolaires, des programmes de formation professionnelle pour les personnes atteintes de handicaps, des ressources pour la vie autonome, des services de soins de santé et des programmes de soutien pour les familles.

En fin de compte, le handicap ne doit pas être considéré comme une limitation, mais plutôt comme une caractéristique unique et valorisée. Les personnes handicapées ont autant de valeur que n'importe qui d'autre dans notre société, et il est de notre responsabilité de veiller à ce qu'elles soient traitées avec le respect et la dignité qu'elles méritent. En travaillant ensemble pour offrir un soutien et des ressources appropriés, nous pouvons créer une société plus inclusive et plus juste pour tous.

La Convention Relative aux Droits des Personnes Handicapées.

La Convention internationale relative aux droits des personnes handicapées a été adoptée par l'Assemblée générale des Nations Unies en 2006. Cette convention reconnaît que les personnes handicapées ont les mêmes droits que les personnes sans handicap et vise à promouvoir leur pleine participation à tous les aspects de la vie en société. Depuis son adoption, cette convention a eu un impact significatif dans de nombreux pays du monde.

Un aspect important de la convention est son engagement en faveur de l'égalité des chances pour les personnes handicapées.

La convention établit que les personnes handicapées doivent avoir un accès égal à l'éducation, à l'emploi, aux services de santé et à d'autres aspects de la vie en société. Elle reconnaît également le droit des personnes handicapées à prendre des décisions autonomes et à participer pleinement à la vie politique et sociale de leur pays.

La convention a eu un réel effet sur les lois et les politiques dans de nombreux pays. De nombreux pays ont adopté des lois visant à promouvoir l'égalité des chances pour les personnes handicapées, ainsi que des politiques pour garantir leur inclusion dans tous les aspects de la vie en société. Dans certains pays, des organismes gouvernementaux ont été créés pour promouvoir les droits des personnes handicapées et surveiller la mise en œuvre de la convention.

La convention a également eu un impact sur les attitudes à l'égard des personnes handicapées. En mettant l'accent sur l'égalité des chances, la convention a contribué à changer la façon dont les personnes handicapées sont perçues dans de nombreux pays. Les préjugés et la discrimination sont de plus en plus rejetés, et les personnes handicapées sont de plus en plus considérées comme des membres égaux de la société.

Cependant, il reste encore beaucoup à faire pour garantir la pleine mise en œuvre de la convention dans tous les pays. Les personnes handicapées continuent de faire face à des obstacles et à des discriminations dans de nombreux domaines de la vie. Des efforts continus sont nécessaires pour garantir que les lois et les politiques soient mises en place pour garantir l'égalité des chances pour les personnes handicapées, ainsi que pour promouvoir une culture de respect et de soutien.

La Convention internationale relative aux droits des personnes handicapées a eu un impact significatif dans de nombreux pays du monde.

Elle a contribué à changer les attitudes à l'égard des personnes handicapées et a encouragé l'adoption de lois et de politiques visant à garantir leur pleine inclusion dans tous les aspects de la vie en société. Cependant, des efforts continus sont nécessaires pour garantir la pleine mise en œuvre de la convention et pour garantir l'égalité des chances pour toutes les personnes handicapées dans le monde entier.

Il est important de souligner que la ratification de la Convention internationale relative aux droits des personnes handicapées ne garantit pas automatiquement la mise en place de politiques et de pratiques pour améliorer les conditions de vie des personnes handicapées dans tous les pays. Même les pays qui ont ratifié la convention ont encore beaucoup à faire pour garantir l'accessibilité et l'inclusion pour les personnes handicapées.

Il est vrai que certains pays ont adopté des lois et des politiques pour améliorer l'accessibilité, mais il reste encore beaucoup à faire pour assurer une pleine inclusion des personnes handicapées. Les gouvernements doivent investir dans des infrastructures accessibles, tels que des transports publics accessibles et des bâtiments publics accessibles. Ils doivent également fournir des services de soutien pour les personnes handicapées, tels que des services de soins à domicile et des technologies d'assistance.

Malheureusement, il y a encore des pays qui ont ratifié la convention mais qui n'ont pas apporté les modifications nécessaires pour améliorer les conditions de vie des personnes handicapées. Dans certains cas, il y a une absence de volonté politique pour mettre en place des politiques et des pratiques inclusives. Dans d'autres cas, les pays manquent de ressources pour investir dans l'accessibilité.

Dans l'ensemble, il est important de continuer à sensibiliser les gouvernements et les communautés aux besoins et aux droits des personnes handicapées. Il faut continuer à exiger la mise en place de politiques et de pratiques pour garantir l'accessibilité et l'inclusion pour tous.

La Convention internationale relative aux droits des personnes handicapées est un outil important pour promouvoir les droits des personnes handicapées, mais il est important de s'assurer que tous les pays la mettent en œuvre de manière effective et concrète pour améliorer les conditions de vie des personnes handicapées.

Pour que les dispositions contenues dans la Convention relative aux droits des personnes handicapées (CRDPH) soit pleinement mise en œuvre, il est nécessaire que les États parties s'engagent à mettre en place des politiques et des pratiques inclusives et accessibles pour les personnes handicapées. Voici quelques solutions potentielles :

- L'adoption de lois et de politiques nationales pour promouvoir l'inclusion et l'accessibilité pour les personnes handicapées, en prenant en compte les différents types de handicap, les genres, les groupes ethniques et les besoins spécifiques des personnes handicapées.
- La promotion de la participation active des personnes handicapées dans la prise de décisions qui les concernent, en veillant à ce que leurs opinions soient entendues et respectées.
- L'investissement dans des infrastructures accessibles, telles que des bâtiments publics et des transports en commun accessibles.
- La mise en place de services de soutien pour les personnes handicapées, tels que des services de soins à domicile, des technologies d'assistance et des programmes de formation et de soutien pour les aidants familiaux.

Il convient de noter que le handicap en France est un sujet très diversifié. Il existe de nombreuses formes de handicap, allant du handicap physique au handicap mental, en passant par le handicap sensoriel ou psychique. Selon les dernières données officielles, environ 12 millions de personnes en France seraient en situation de handicap, ce qui représente près de 20 % de la population.

Le gouvernement français a mis en place de nombreuses mesures pour soutenir les personnes en situation de handicap, notamment en matière d'emploi, de formation professionnelle, d'accessibilité des lieux publics et de l'habitat, de santé, d'éducation, de culture et de loisirs. Ces mesures ont pour objectif de garantir une pleine inclusion des personnes en situation de handicap dans la société et de leur offrir une vie digne et autonome.

Cependant, malgré ces mesures, les personnes en situation de handicap rencontrent encore de nombreux obstacles dans leur vie quotidienne. L'accessibilité des bâtiments et des transports en commun n'est pas toujours optimale, l'accès à l'emploi est souvent difficile, les stéréotypes et les préjugés persistent, et la discrimination peut encore exister. De plus, la pandémie de COVID-19 a encore aggravé la situation, en limitant l'accès aux services et aux aides nécessaires.

Par ailleurs, la prise en charge des personnes en situation de handicap en France repose principalement sur un modèle médical, qui considère le handicap comme une déficience individuelle qui doit être corrigée ou compensée. Ce modèle est souvent critiqué pour son manque de prise en compte des aspects sociaux et environnementaux du handicap, qui peuvent contribuer à l'exclusion sociale des personnes en situation de handicap.

Ainsi, de nombreux acteurs de la société française appellent à une transformation profonde du modèle de prise en charge du handicap, qui devrait être plus centré sur l'inclusion sociale et l'accessibilité universelle. Cette transformation nécessite une mobilisation de l'ensemble de la société, ainsi que des politiques publiques ambitieuses et durables.

En conclusion, le handicap en France est un sujet complexe et diversifié, qui nécessite une attention constante et une prise en charge adaptée pour garantir une pleine inclusion des personnes en situation de handicap dans la société.

Bien que des progrès aient été réalisés, il reste encore beaucoup à faire pour garantir une véritable égalité des chances et une réelle inclusion.

Vision du handicap chez les personnes handicapées.

Le comportement des personnes handicapées envers leur handicap peut varier en fonction de plusieurs facteurs, notamment la nature et la gravité de leur handicap, leur histoire personnelle, leur environnement social et culturel, ainsi que les services et les soutiens disponibles pour les aider à gérer leur handicap.

Certaines personnes handicapées peuvent ressentir de la honte ou de la frustration en raison de leur handicap, tandis que d'autres peuvent être fières de leur identité et de leur force face à l'adversité. De plus, certaines personnes handicapées peuvent se concentrer sur les aspects positifs de leur handicap, tels que leur capacité à surmonter des obstacles ou à sensibiliser les autres à la vie des personnes handicapées, tandis que d'autres peuvent éprouver des difficultés à gérer les limitations et les défis associés à leur handicap.

Il est important de noter que le comportement des personnes handicapées envers leur handicap peut également changer au fil du temps et varier en fonction de leur contexte de vie. Par exemple, une personne qui a récemment acquis un handicap peut avoir besoin de temps pour s'adapter à cette nouvelle réalité, tandis qu'une personne qui a vécu avec un handicap toute sa vie peut avoir développé des stratégies de gestion efficaces.

En fin de compte, il est important de reconnaître que chaque personne handicapée est unique et a une expérience individuelle de son handicap. Il est important d'adopter une approche sensible et respectueuse envers les personnes handicapées, en leur donnant le choix et le contrôle sur la façon dont elles souhaitent gérer leur handicap et leur vie. Il est également important de soutenir les personnes handicapées dans leur accès à des services et des ressources qui peuvent les aider à vivre de manière autonome et à participer pleinement à leur communauté.

En ce qui concerne le ressenti des personnes handicapées vis-à-vis de leur handicap, voici quelques solutions potentielles :

La sensibilisation et l'éducation du grand public sur les besoins et les droits des personnes handicapées, en utilisant des campagnes de sensibilisation et en encourageant les médias à refléter une image positive et équilibrée des personnes handicapées.
La promotion de l'autonomie et de l'indépendance des personnes handicapées, en leur donnant accès à des services de soutien et des technologies d'assistance qui peuvent les aider à vivre de manière autonome.
L'encouragement de la participation des personnes handicapées à la vie sociale et culturelle, en créant des espaces inclusifs et accessibles pour les personnes handicapées dans les loisirs, les sports, les arts et les activités culturelles.

L'offre d'un soutien psychologique aux personnes handicapées qui peuvent avoir besoin de surmonter des sentiments de frustration, de stress ou d'isolement associés à leur handicap.

En somme, la mise en place de politiques et de pratiques inclusives et accessibles ainsi que la sensibilisation du grand public sont des éléments clés pour garantir que les personnes handicapées puissent vivre de manière autonome et participer pleinement à la société, tout en se sentant valorisées et respectées.

La langue des signes.

La langue des signes est un élément crucial de l'inclusion pour les personnes sourdes et malentendantes, et il est important que les gouvernements reconnaissent son importance et prennent des mesures pour la promouvoir et la soutenir. Voici quelques solutions qui doivent être adoptées :

- La reconnaissance officielle de la langue des signes comme une langue à part entière dans les lois et les politiques nationales, afin de garantir l'accès des personnes sourdes et malentendantes aux services publics, à l'éducation, à l'emploi et à d'autres domaines de la vie sociale.

- La formation et l'emploi de professionnels de la langue des signes dans les établissements publics, tels que les hôpitaux, les tribunaux et les écoles, pour garantir la communication efficace avec les personnes sourdes et malentendantes.

- La promotion de l'apprentissage de la langue des signes dans les écoles et dans la société en général, pour aider à briser les barrières de communication entre les personnes sourdes et malentendantes et les entendants.

- L'utilisation de technologies de communication en temps réel, telles que les interprètes en ligne ou les sous-titres en direct, pour permettre une communication fluide entre les personnes sourdes et malentendantes et les entendants.

- La création de centres de ressources pour la langue des signes, qui fournissent des informations et des ressources pour soutenir l'apprentissage et l'utilisation de la langue des signes.

En somme, la promotion et la reconnaissance de la langue des signes comme une langue à part entière, ainsi que la formation de professionnels de la langue des signes, sont des éléments clés pour garantir l'inclusion des personnes sourdes et malentendantes dans la société et leur permettre de participer pleinement à la vie sociale.

La France a ratifié la Convention internationale Relative aux Droits des Personnes Handicapées (CRDPH) en 2010, et elle s'est engagée à mettre en place les mesures nécessaires pour garantir les droits et la pleine inclusion des personnes handicapées. Depuis lors, la France a pris plusieurs mesures pour améliorer la vie des personnes handicapées, mais il reste encore beaucoup à faire pour garantir une pleine mise en œuvre de la convention.

Parmi les mesures prises par la France pour mettre en œuvre la CRDPH, on peut citer :

- La loi du 11 février 2005, qui a introduit des mesures pour améliorer l'accessibilité pour les personnes handicapées, notamment dans les transports, les bâtiments publics et les services numériques.

- La création du Fonds pour l'Insertion des Personnes Handicapées dans la Fonction Publique (FIPHFP), qui soutient les employeurs publics dans l'embauche et le maintien dans l'emploi des personnes handicapées.

- La mise en place de l'Allocation aux Adultes Handicapés (AAH), une prestation destinée aux personnes handicapées pour leur permettre de subvenir à leurs besoins essentiels.

- L'adoption de la loi pour la liberté de choisir son avenir professionnel en 2018, qui vise à faciliter l'accès à la formation et à l'emploi pour les personnes handicapées.

Cependant, malgré ces mesures, il reste encore des challenges importants à relever pour garantir une véritable mise en œuvre de la convention en France. Parmi les domaines où des progrès sont nécessaires, on peut citer :

- L'**accessibilité**, qui reste un défi majeur en France. Malgré les mesures prises pour améliorer l'accessibilité, de nombreux bâtiments publics et privés, ainsi que les transports et les services numériques, ne sont toujours pas accessibles aux personnes handicapées.
- L'**emploi** des personnes handicapées, qui reste inférieur à celui des personnes valides. Malgré les mesures prises pour favoriser l'emploi des personnes handicapées, le taux de chômage reste élevé parmi cette population.

- La **participation** pleine et effective des personnes handicapées à la vie politique et publique, qui reste une option nécessaire. Les personnes handicapées ont souvent été exclues de la participation politique et publique en raison de barrières à l'accès et de stéréotypes négatifs.

En somme, la France a pris des mesures importantes pour mettre en œuvre la CRDPH, mais il reste encore beaucoup à faire pour garantir une pleine inclusion des personnes handicapées dans la société française.

L'opinion des personnes handicapées en France.

Les personnes handicapées en France ont une opinion partagée quant à la Convention internationale Relative aux Droits des Personnes Handicapées (CRDPH) et à sa mise en œuvre en France.

D'un côté, certaines personnes handicapées considèrent que la ratification de la CRDPH par la France est un pas important vers la pleine inclusion des personnes handicapées dans tous les aspects de la vie. Ils voient cela comme une reconnaissance des droits des personnes handicapées, ce qui renforce leur légitimité dans la société.

D'un autre côté, certaines personnes handicapées estiment que les engagements de la France en matière de droits des personnes handicapées ne sont pas encore pleinement mis en œuvre, et que la situation des personnes handicapées reste précaire en France. Ils soulignent les barrières persistantes à l'accessibilité, à l'éducation, à l'emploi, à la santé et à la participation à la vie publique.

En outre, certaines personnes handicapées sont critiques quant au manque d'implication des personnes handicapées elles-mêmes dans la mise en œuvre de la CRDPH. Ils estiment que la consultation et la participation des personnes handicapées sont essentielles pour garantir que les politiques et programmes adoptés répondent aux besoins réels des personnes handicapées.

En somme, les personnes handicapées en France ont des opinions diverses quant à la CRDPH et à sa mise en œuvre. Bien que certains aient une opinion positive, d'autres estiment qu'il reste encore beaucoup à faire pour garantir une réelle inclusion des personnes handicapées dans la société.

En France, plusieurs mesures ont été mises en place pour améliorer la vie des personnes handicapées dans différents domaines :

- Accessibilité : depuis la loi du 11 février 2005, les bâtiments publics doivent être accessibles aux personnes handicapées. Les entreprises ont également des obligations d'accessibilité. De plus, les transports en commun sont également soumis à des règles d'accessibilité.

- Transports : depuis la loi du 11 février 2005, les transports publics doivent être accessibles aux personnes handicapées. Des mesures ont été prises pour améliorer l'accessibilité des gares, des trains, des bus, des tramways et des métros.

- Emploi : la France a mis en place plusieurs dispositifs pour favoriser l'emploi des personnes handicapées, notamment une obligation d'emploi dans les entreprises de plus de 20 salariés, des aides à l'adaptation des postes de travail, des mesures de formation et de recrutement.

- Participation à la vie législative : depuis 2014, la France a mis en place une expérimentation permettant aux personnes handicapées de participer à la vie législative en utilisant la langue des signes lors des débats à l'Assemblée nationale.

Cependant, malgré ces mesures, les personnes handicapées en France font encore face à de nombreux obstacles, notamment en ce qui concerne l'accessibilité aux lieux publics et privés, l'emploi et la participation à la vie publique. Il reste donc encore beaucoup de travail à faire pour garantir une pleine inclusion des personnes handicapées dans la société française.

Certains pays qui ont signé et ratifié la CRDPH.

La convention relative aux droits des personnes handicapées (CRDPH) est un traité international adopté par l'assemblée générale des Nations Unies en 2006.

Voici quelques informations sur la ratification et la mise en œuvre de la CRDPH en Europe et en Afrique :

Europe :

- Allemagne : la législation allemande a été alignée sur la CRDPH en 2009, mais la mise en œuvre concrète est encore incomplète dans certains domaines tels que l'accessibilité, l'éducation et l'emploi.

- Royaume-Uni : Le Royaume-Uni a mis en place des lois pour améliorer l'accessibilité et l'inclusion des personnes handicapées, notamment avec la loi sur l'égalité en 2010. Cependant, certains domaines tels que l'emploi et l'éducation demeurent encore les parents pauvres de cette mise en œuvre.

- Italie : L'Italie a adopté une loi en 2016 pour renforcer les droits des personnes handicapées, mais l'accessibilité et l'inclusion continuent d'être de réelles barrières.

- Suède : La Suède a mis en place plusieurs mesures pour garantir l'accessibilité et l'inclusion des personnes handicapées, notamment avec la loi sur la discrimination en 2009 et la stratégie nationale pour l'égalité des chances en 2017.

- Norvège : La Norvège a mis en place des mesures pour garantir l'accessibilité et l'inclusion des personnes handicapées, notamment avec la loi sur l'égalité des chances et la discrimination en 2017.

Afrique :

- Tunisie : La Tunisie a ratifié la CRDPH en 2008 et a adopté une loi en 2017 pour améliorer l'accessibilité et l'inclusion des personnes handicapées. Cependant, il reste encore des défis importants en matière d'emploi et de participation à la vie publique.

- Maroc : Le Maroc a ratifié la CRDPH en 2009 et a adopté une loi en 2010 pour améliorer l'accessibilité et l'inclusion des personnes handicapées, mais la mise en œuvre est encore incomplète.

- Afrique du Sud : L'Afrique du Sud a mis en place plusieurs mesures pour améliorer l'accessibilité et l'inclusion des personnes handicapées. Cependant, il reste encore beaucoup à faire en matière d'emploi et d'éducation.

L'enseignement et l'éducation.

En France, l'enseignement pour les personnes handicapées est encadré par la loi du 11 février 2005 pour l'égalité des droits et des chances, la participation et la citoyenneté des personnes handicapées. Cette loi stipule que chaque enfant doit pouvoir bénéficier d'un parcours scolaire adapté à ses besoins, quel que soit son handicap.

La situation de l'enseignement pour les personnes handicapées en France varie en fonction du type de handicap :

- Handicap moteur : Les élèves présentant un handicap moteur ont généralement accès à l'éducation dans les écoles ordinaires grâce à des aménagements tels que des rampes d'accès, des salles de classe adaptées ou des enseignants spécialisés. Les établissements spécialisés pour les élèves en situation de handicap moteur existent également en France.
- Handicap sensoriel : Pour les élèves présentant un handicap sensoriel, des dispositifs spécifiques sont mis en place pour faciliter l'apprentissage. Par exemple, pour les élèves sourds, des interprètes en langue des signes peuvent être mis à disposition ou des cours en langue des signes peuvent être dispensés. Pour les élèves aveugles ou malvoyants, des documents en braille ou en gros caractères peuvent être produits.
- Handicap mental : Pour les élèves présentant un handicap mental, des structures spéciales telles que des classes spécialisées ou des établissements médico-éducatifs peuvent être mises à disposition.

- Troubles neuro-développementaux : Pour les élèves présentant des troubles neuro-développementaux tels que l'autisme ou le TDAH, des structures adaptées telles que des classes spécialisées peuvent être mises en place.

Cependant, malgré les dispositions prises par la loi, il y a encore des progrès à faire pour garantir une éducation inclusive et adaptée pour toutes les personnes handicapées en France.

La situation en termes d'intégration et d'inclusion en faveur des personnes handicapées en France est contrastée, dépendant de différents facteurs tels que le type de handicap, la localisation géographique et le contexte socio-économique. Malgré les efforts et les avancées réalisées ces dernières années, il reste encore beaucoup à faire pour garantir une pleine participation et une égalité des chances pour les personnes handicapées.

En ce qui concerne l'accessibilité, des progrès ont été faits avec la mise en place de normes pour les bâtiments publics et les transports, mais la situation reste précaire dans de nombreux endroits. Les personnes en fauteuil roulant, les malvoyants et les sourds rencontrent encore des difficultés pour accéder aux bâtiments, aux transports et aux services publics.

En matière d'emploi, le taux de chômage des personnes handicapées reste élevé par rapport à la moyenne nationale, malgré les efforts pour améliorer l'accessibilité des postes de travail et pour encourager l'embauche de personnes handicapées dans les entreprises.

En ce qui concerne l'éducation, les élèves en situation de handicap peuvent bénéficier d'un accompagnement personnalisé et de mesures d'adaptation pour faciliter leur intégration dans l'école. Cependant, il existe encore des difficultés pour les élèves avec certains types de handicaps, notamment les troubles de l'autisme ou les déficiences intellectuelles.

En somme, la France a fait des progrès importants en termes d'inclusion des personnes handicapées, mais le chemin est encore long pour garantir une pleine participation et une égalité des chances pour tous les citoyens, indépendamment de leur handicap.

Selon les données de l'INSEE de 2019, les régions françaises ayant les pourcentages les plus élevés de personnes en situation de handicap sont l'Île-de-France (11,3 %), la Corse (10,8 %), les Pays de la Loire (9,9 %) et le Centre-Val de Loire (9,7 %).

En termes d'initiatives pour les personnes handicapées, les régions ont des compétences limitées et doivent souvent travailler avec les départements et les communes pour mettre en place des politiques inclusives. Cependant, certaines régions ont mis en place des actions pour améliorer l'accessibilité des lieux publics, des transports et de l'emploi pour les personnes handicapées.

Par exemple, la région Nouvelle-Aquitaine a lancé un appel à projets pour améliorer l'accessibilité des gares ferroviaires, la région Île-de-France a mis en place un fonds pour l'accessibilité des personnes handicapées dans les lieux publics et les transports en commun, et la région Auvergne-Rhône-Alpes a créé une aide à l'emploi pour les personnes handicapées.

Cependant, il est important de souligner que la situation varie considérablement d'une région à l'autre et que certaines régions ont encore beaucoup de travail à faire pour améliorer l'intégration et l'inclusion des personnes handicapées.

Les informations concernant les politiques et les initiatives des régions peuvent être trouvées sur les sites web des collectivités territoriales, ainsi que sur les sites web des associations et des organisations de personnes handicapées. Les données relatives au pourcentage de personnes en situation de handicap par région ont été obtenues à partir de la base de données de l'INSEE.

- Les personnes handicapées qui utilisent un fauteuil roulant peuvent avoir des difficultés à se déplacer dans les rues, les transports en commun ou les bâtiments publics qui ne sont pas équipés d'une rampe d'accès ou d'un ascenseur.
- Les personnes malentendantes ou sourdes peuvent rencontrer des difficultés pour communiquer avec des personnes qui ne connaissent pas la langue des signes, ou qui ne disposent pas de sous-titres lors de conférences, de films ou de programmes de télévision.

- Les personnes aveugles ou malvoyantes peuvent avoir des difficultés à accéder à des informations visuelles telles que les panneaux de signalisation, les écrans d'ordinateur ou les menus de restaurant qui ne sont pas adaptés au braille ou à la synthèse vocale.
- Les personnes atteintes de troubles cognitifs ou mentaux peuvent être confrontées à des préjugés et à une stigmatisation dans la société, ce qui peut rendre difficile leur inclusion dans le monde professionnel et social.
- Les personnes atteintes de troubles du spectre autistique peuvent être sensibles à certaines situations sensorielles et avoir

besoin d'un environnement spécifique pour éviter les surcharges sensorielles ou les stimulations inappropriées.

Ces exemples ne sont pas exhaustifs, mais ils montrent que les personnes handicapées peuvent être confrontées à des obstacles dans leur vie quotidienne, que ce soit en termes d'accessibilité physique, de communication ou de prise en compte de leurs besoins spécifiques. Ces obstacles peuvent avoir un impact sur leur bien-être et leur qualité de vie, mais ils peuvent également être surmontés grâce à des solutions adaptées et à une meilleure prise en compte des besoins des personnes handicapées dans la société française.
Il y a plusieurs organismes et associations qui œuvrent pour l'amélioration des conditions de vie des personnes handicapées en France. Voici quelques exemples :

- L'Association des Paralysés de France (APF) : cette association a pour mission de défendre les droits des personnes handicapées et de promouvoir leur inclusion dans la société française.
- La Fédération Française Handisport (FFH) : cette fédération organise des compétitions sportives pour les personnes handicapées et encourage la pratique du sport adapté comme moyen de favoriser leur inclusion sociale.
- La Fédération Nationale des Sourds de France (FNSF) : cette fédération représente les personnes sourdes et malentendantes et défend leurs droits en matière d'accessibilité et de communication.
- La Fédération Française des Dys (FFDys) : cette fédération regroupe des associations qui luttent contre les troubles dys (dyslexie, dyspraxie, dysphasie, etc.) et qui cherchent à favoriser leur prise en charge dans la société française.
- L'Union Nationale des Associations de Parents de Personnes Handicapées Mentales et de leurs Amis (UNAPEI) : cette union regroupe des associations qui défendent les droits des personnes handicapées mentales et de leurs familles.

Il existe de nombreuses autres associations et organismes qui œuvrent pour les droits et l'inclusion des personnes handicapées en France. Ces organisations travaillent souvent en collaboration avec les pouvoirs publics et les institutions pour améliorer les conditions de vie des personnes handicapées dans la société française.
Au cours des dernières années, plusieurs avancées ont été réalisées pour améliorer les conditions de vie des personnes handicapées en France. Voici quelques exemples :

- La mise en place de la loi du 11 février 2005, qui renforce les droits des personnes handicapées en matière d'accessibilité, de scolarité, d'emploi et de participation à la vie sociale et culturelle.
- La création de la Prestation de Compensation du Handicap (PCH), qui permet aux personnes handicapées de financer les aides et les équipements nécessaires à leur autonomie.
- La mise en place du label "Tourisme et Handicap", qui garantit aux personnes handicapées l'accessibilité des hébergements touristiques et des sites touristiques en France.
- L'augmentation du nombre de places en établissements spécialisés pour les personnes handicapées, ainsi que le développement de l'accueil en famille d'accueil ou en logement accompagné pour favoriser leur inclusion sociale.
- La mise en place de formations spécifiques pour les professionnels travaillant avec les personnes handicapées, afin de garantir leur prise en charge et leur accompagnement dans les meilleures conditions.

Ces résultats montrent que la société française avance vers une meilleure inclusion des personnes handicapées. Cependant, il reste encore beaucoup à faire pour garantir l'accessibilité et l'égalité des chances pour tous, notamment en termes d'emploi, de logement et de participation à la vie politique.

Lorsque je parle de "mise en place", je fais référence à la création et à la mise en œuvre de mesures, de dispositifs ou de politiques publiques visant à améliorer les conditions de vie des personnes handicapées en France.

Par exemple, la "mise en place" de la loi du 11 février 2005 signifie qu'elle a été créée et adoptée par le législateur français, et qu'elle est entrée en vigueur pour renforcer les droits des personnes handicapées en matière d'accessibilité, de scolarité, d'emploi et de participation à la vie sociale et culturelle.

De même, la "mise en place" de la Prestation de Compensation du Handicap (PCH) signifie qu'elle a été créée et est désormais proposée aux personnes handicapées en France, pour leur permettre de financer les aides et les équipements nécessaires à leur autonomie.

Le droit à la parole et le droit à la vie.

Le droit à la parole des personnes en situation de handicap en France est un enjeu important pour leur inclusion sociale et pour la reconnaissance de leur pleine citoyenneté. En effet, la parole est un moyen essentiel pour les personnes en situation de handicap de s'exprimer, de faire entendre leurs besoins et leurs revendications, et de participer pleinement à la vie de la société.

Cependant, l'accès à la parole pour les personnes en situation de handicap peut être entravé par de nombreux obstacles, tels que des barrières de communication, des préjugés et des stéréotypes, ainsi que des discriminations.

Les personnes en situation de handicap peuvent également être confrontées à des difficultés pour accéder à des espaces publics où la parole est librement exprimée, tels que les salles de conférences, les tribunes publiques ou les médias.

Afin de garantir le droit à la parole des personnes en situation de handicap, plusieurs mesures ont été mises en place en France. Par exemple, les personnes sourdes et malentendantes peuvent avoir accès à des interprètes en langue des signes pour participer à des réunions, des conférences ou des manifestations publiques. Les personnes avec une déficience intellectuelle peuvent également bénéficier de techniques de communication alternative, tels que des pictogrammes ou des supports écrits.

De plus, la Convention relative aux droits des personnes handicapées, ratifiée par la France en 2010, reconnaît le droit des personnes en situation de handicap à participer pleinement et activement à la vie civique et politique, et à prendre des décisions qui les concernent. Ce droit implique notamment la mise en place de mesures pour assurer l'accessibilité de l'information et des lieux de prise de décision, ainsi que la promotion de la participation des personnes en situation de handicap à tous les niveaux de la vie politique.

En somme, le droit à la parole des personnes en situation de handicap est un enjeu crucial pour leur inclusion sociale et leur pleine citoyenneté. Bien que des mesures aient été prises pour garantir cet accès, des obstacles persistent et nécessitent une attention constante et une mobilisation de l'ensemble de la société pour les surmonter.

Quant au droit à la vie, il constitue une garantie fondamentale pour tous les citoyens, y compris les personnes en situation de handicap. Toutefois, les personnes en situation de handicap peuvent être confrontées à des obstacles spécifiques qui limitent leur accès à ce droit fondamental.

En effet, les personnes en situation de handicap peuvent être confrontées à des discriminations dans l'accès aux soins de santé et à l'accompagnement médical. Par exemple, certaines personnes en situation de handicap peuvent avoir des difficultés à obtenir des rendez-vous chez des spécialistes, des équipements médicaux adaptés ou des traitements appropriés. De plus, les personnes en situation de handicap peuvent également être confrontées à des préjugés et des stéréotypes de la part des professionnels de la santé, ce qui peut entraver leur accès aux soins.

Par ailleurs, les personnes en situation de handicap peuvent également être confrontées à des risques spécifiques pour leur sécurité et leur santé. Par exemple, certaines personnes en situation de handicap peuvent être vulnérables à la maltraitance, à l'exploitation ou à l'abus, en particulier dans les situations de dépendance ou de confinement.

Pour garantir le droit à la vie des personnes en situation de handicap en France, plusieurs mesures ont été mises en place. Par exemple, la loi française prévoit des dispositions spécifiques pour protéger les personnes vulnérables, notamment les personnes en situation de handicap, contre la maltraitance, l'exploitation et les abus. De plus, la France a ratifié la Convention relative aux droits des personnes handicapées, qui reconnaît le droit des personnes en situation de handicap à jouir du meilleur état de santé possible et à bénéficier des soins de santé appropriés.

En somme, le droit à la vie est une garantie fondamentale pour tous les citoyens, y compris les personnes en situation de handicap. Cependant, les personnes en situation de handicap peuvent être confrontées à des obstacles spécifiques pour accéder à ce droit. Pour garantir ce droit, il est essentiel de mettre en place des mesures spécifiques pour protéger les personnes vulnérables et pour assurer leur accès aux soins de santé et à l'accompagnement médical adapté.

La spécificité de l’autisme.

L'autisme, qui touche 650.000 français, est un trouble neurodéveloppemental qui affecte la communication, les interactions sociales et le comportement des individus. Il est important de noter que l'autisme ne peut pas être considéré comme un mode de vie, mais plutôt comme un état neurologique qui a des impacts significatifs sur la vie des personnes atteintes de ce trouble.

Il est vrai que les personnes atteintes d'autisme peuvent avoir des intérêts, des comportements et des modes de communication différents de ceux des personnes non autistes. Cependant, cela ne signifie pas que l'autisme est simplement un choix de vie ou un mode de vie alternatif.

Au contraire, l'autisme est un état neurologique qui nécessite souvent un soutien et une aide spécifiques pour aider les personnes atteintes de ce trouble à surmonter les obstacles qu'elles peuvent rencontrer dans leur vie quotidienne.

De plus, il est important de noter que les personnes atteintes d'autisme ne sont pas toutes identiques. Les symptômes et les manifestations de l'autisme peuvent varier considérablement d'une personne à l'autre, ce qui signifie que chaque personne atteinte de ce trouble a des besoins et des défis uniques.

Cela étant dit, il est important de reconnaître et de respecter les différences des personnes atteintes d'autisme, tout en reconnaissant également la nécessité de soutenir les personnes atteintes de ce trouble dans leur vie quotidienne. En offrant un soutien approprié, tel que des thérapies comportementales, de la communication et de l'apprentissage social, il est possible d'aider les personnes atteintes d'autisme à atteindre leur plein potentiel et à vivre une vie épanouissante et autonome.

Il existe de nombreux exemples d'autistes célèbres dans l'histoire, dont certains ont été diagnostiqués avec le syndrome d'Asperger (ou Asperger, abrégé Aspie). Voici quelques exemples :

- Temple Grandin : Professeure d'université, spécialiste renommée du comportement animal et défenseuse des droits des animaux, elle a été diagnostiquée avec le syndrome d'Asperger. Elle est également connue pour avoir conçu des équipements de bétail qui permettent de réduire le stress des animaux lors de leur mise à mort.

- Albert Einstein : L'un des plus grands scientifiques de tous les temps, Einstein a été rétrospectivement diagnostiqué avec le syndrome d'Asperger. Sa capacité de pensée abstraite et sa créativité ont été considérées comme des signes de ce trouble.
- Greta Thunberg : La célèbre activiste environnementale suédoise a également été diagnostiquée avec le syndrome d'Asperger. Elle a utilisé sa notoriété pour défendre les causes environnementales et sensibiliser le public à l'urgence du changement climatique.
- Dan Aykroyd : Acteur et scénariste canadien connu pour son travail dans le cinéma et la télévision, Aykroyd a également été diagnostiqué avec le syndrome d'Asperger.
- Satoshi Tajiri : Créateur de la franchise de jeux vidéo Pokémon, Tajiri a été diagnostiqué avec le syndrome d'Asperger dans son enfance.
- Anthony Hopkins : L'acteur britannique primé aux Oscars a révélé publiquement qu'il avait été diagnostiqué avec le syndrome d'Asperger.

Ces exemples montrent que les personnes atteintes d'autisme, y compris les Aspies, peuvent réussir dans divers domaines de la vie, y compris dans les sciences, les arts, les affaires et la politique. Ces personnes peuvent avoir des capacités et des intérêts uniques, qui peuvent être utilisés pour accomplir de grandes choses et faire une différence dans le monde.

La culture sourde.

La communauté sourde a une culture et une langue distinctes, qui sont souvent appelées "culture sourde" et "langue des signes". Cette culture se caractérise par une riche histoire, des traditions, des valeurs et des normes sociales propres à la communauté sourde.

La langue des signes est une langue visuelle qui utilise des gestes, des expressions faciales et des mouvements du corps pour communiquer. Chaque pays a sa propre langue des signes, et il existe également différentes variantes régionales de la langue des signes.

Les personnes sourdes peuvent se sentir liées à leur communauté en raison de leur expérience partagée de la surdité, qui peut inclure des défis tels que la communication, l'accès à l'éducation et à l'emploi, ainsi que la discrimination et l'isolement social. La communauté sourde peut offrir un soutien émotionnel et social important pour les personnes sourdes, ainsi qu'un environnement où leur langue et leur culture sont valorisées.

La culture sourde peut également inclure des pratiques et des événements sociaux uniques, tels que des festivals de cinéma ou des conférences qui sont entièrement en langue des signes, des sports pratiqués par des sourds, des arts visuels tels que la peinture ou la sculpture, ou des traditions culinaires.

Il est important de noter que toutes les personnes sourdes ne se considèrent pas comme faisant partie de la culture sourde, et que certaines personnes sourdes peuvent préférer intégrer la culture et la langue dominantes de leur pays. De même, certaines personnes sourdes peuvent préférer utiliser la parole et lire sur les lèvres plutôt que d'utiliser la langue des signes.

En fin de compte, la culture sourde est un aspect important de l'identité des personnes sourdes, mais chaque personne est unique et peut choisir de s'identifier ou non avec cette culture et cette langue. Il est important de respecter le choix de chacun en matière de communication et de culture.

Selon les données du Ministère de l'Éducation nationale, de la Jeunesse et des Sports en France, environ 340 000 élèves en 2021 étaient accompagnés d'un(e) AESH (Accompagnant(e) des Élèves en Situation de Handicap). Cela représente environ 5% de la population scolaire totale en France.

Cependant, ce chiffre ne prend pas en compte les élèves qui ont des besoins spécifiques mais qui ne sont pas accompagnés par un(e) AESH, ni les élèves qui ont des besoins spécifiques mais qui ne sont pas diagnostiqués ou qui ne reçoivent pas d'accompagnement approprié.

Il est important de noter que le nombre d'élèves qui ont besoin d'un accompagnement peut varier d'une année à l'autre, en fonction de différents facteurs tels que les changements dans les politiques d'inclusion scolaire, les taux de diagnostic et la prise en charge des besoins spécifiques des élèves.

Il existe de nombreuses maladies qui peuvent être considérées comme des handicaps, car elles peuvent affecter de manière significative la capacité d'une personne à accomplir les activités de la vie quotidienne, à participer à la société et à exercer des fonctions professionnelles. Voici quelques exemples de maladies qui peuvent être assimilées à un handicap :

- Troubles du spectre autistique (TSA)
- Troubles de l'attention/hyperactivité (TDAH)
- Troubles spécifiques du langage et des apprentissages (dyslexie, dyspraxie, dyscalculie, etc.)
- Troubles psychiques (schizophrénie, trouble bipolaire, dépression, etc.)
- Maladies neurologiques (sclérose en plaques, maladie de Parkinson, épilepsie, etc.)
- Maladies génétiques (trisomie 21, syndrome de Down, syndrome de Turner, etc.)
- Maladies musculo-squelettiques (arthrite, fibromyalgie, etc.)
- Maladies cardiovasculaires (insuffisance cardiaque, angine de poitrine, etc.)
- Maladies respiratoires (asthme, broncho-pneumopathie chronique obstructive, etc.)
- Maladies métaboliques (diabète, obésité, etc.)

Il est important de noter que chaque personne est unique et que l'impact de la maladie sur la vie quotidienne peut varier considérablement. De plus, certaines personnes atteintes de maladies chroniques ou de handicaps peuvent avoir des besoins spécifiques différents, et il est donc important de fournir des services et des soutiens individualisés pour répondre à ces besoins.

L'appréhension des maladies qui peuvent être assimilées à un handicap dépendra de chaque individu et de la maladie spécifique dont il s'agit. Cependant, il est possible d'envisager des approches générales qui peuvent aider à mieux comprendre et à mieux gérer ces maladies. Voici quelques pistes :

- Éducation : Il est important de comprendre la maladie spécifique dont il s'agit, ses symptômes et ses effets sur la vie quotidienne. Les personnes atteintes de maladies qui peuvent être assimilées à un handicap peuvent avoir besoin de soutien et de ressources pour mieux comprendre leur maladie et ses implications.
- Prévention : Dans certains cas, des changements de mode de vie peuvent aider à prévenir ou à atténuer les symptômes de certaines maladies. Par exemple, des exercices réguliers et une alimentation saine peuvent aider à gérer le diabète, l'obésité et certaines maladies cardiovasculaires.
- Traitement : Il est important de consulter un professionnel de santé pour obtenir un diagnostic et un traitement appropriés. Selon la maladie, cela peut inclure des médicaments, des thérapies physiques ou psychologiques, des adaptations de l'environnement de vie, des aides techniques ou des aides humaines.
- Inclusion sociale : Les personnes atteintes de maladies qui peuvent être assimilées à un handicap peuvent être confrontées à des obstacles pour participer pleinement à la vie sociale et professionnelle. Il est donc important de promouvoir l'inclusion sociale en fournissant des soutiens et des aménagements raisonnables pour aider les personnes atteintes de handicaps à participer pleinement à la vie en société.

- Recherche : La recherche sur les maladies et les handicaps est en constante évolution. Les avancées dans la recherche peuvent aider à développer de nouveaux traitements et approches pour mieux gérer les maladies et améliorer la qualité de vie des personnes atteintes de handicaps. Il est donc important de soutenir la recherche dans ce domaine.

Le handicap est une réalité complexe qui concerne un grand nombre de personnes en France. Les personnes handicapées sont confrontées à des obstacles variés et peuvent rencontrer des difficultés pour leur participation pleine et entière à la vie sociale, culturelle, professionnelle et politique. Les politiques publiques et les associations œuvrent pour améliorer les conditions de vie des personnes handicapées en France, mais il reste encore beaucoup à faire pour garantir une réelle inclusion et une égalité des chances pour tous.

Malgré les avancées récentes en matière de droits et d'accessibilité pour les personnes handicapées, il est prévu que le nombre de personnes en situation de handicap augmente dans les années à venir en France, notamment en raison du vieillissement de la population. Cette situation souligne l'importance de poursuivre les efforts pour garantir l'accessibilité et l'inclusion des personnes handicapées dans la société française.

Pour ce faire, il est nécessaire de continuer à sensibiliser le grand public sur les enjeux du handicap, à promouvoir la mise en place de politiques publiques adaptées et à renforcer les moyens d'actions des associations pour garantir les droits et la participation effective des personnes handicapées à la vie sociale et culturelle de la société. En somme, il est essentiel de continuer à travailler ensemble pour construire une société plus inclusive et solidaire, où les personnes handicapées peuvent vivre pleinement leur vie, avec dignité et autonomie.

(1) Mes informations proviennent de plusieurs sources, notamment des publications et rapports gouvernementaux en France tels que le rapport annuel 2021 de l'Agefiph (Association de Gestion du Fonds pour l'Insertion Professionnelle des Personnes Handicapées) et le rapport 2020 de la DARES (Direction de l'Animation de la Recherche, des Études et des Statistiques). Les données sur les taux de chômage par type de handicap ont été fournies par l'INSEE (Institut National de la Statistique et des Études Économiques).
Mes informations proviennent de plusieurs sources, notamment des publications gouvernementales en France telles que le rapport annuel 2021 de l'Observatoire National de la Pauvreté et de l'Exclusion Sociale, ainsi que des rapports d'associations de personnes handicapées telles que l'Association des Paralysés de France (APF). Les données sur les dispositifs d'accessibilité pour les personnes handicapées dans les transports en commun ont été fournies par le ministère de la Transition Écologique et Solidaire.

Table des matières

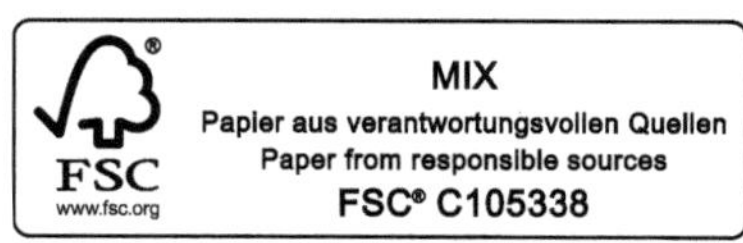

Printed by Books on Demand GmbH, Norderstedt / Germany